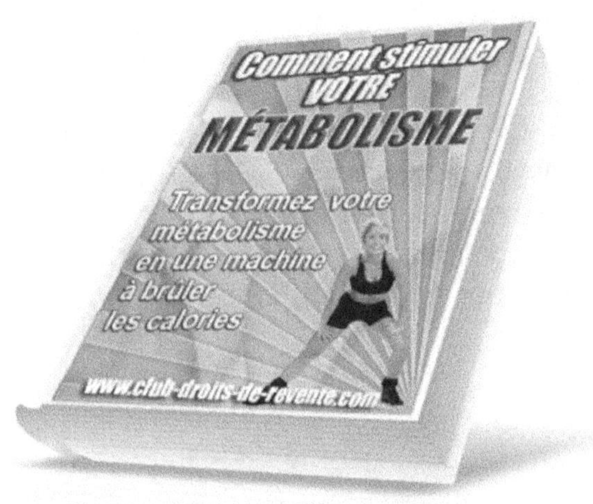

Comment Stimuler Votre Métabolisme

Présenté par Michèle MUNDEL et Moise ZANNOU

Code ISBN : 9798374696080
Marque éditoriale : Independently published

www.ebooks-a-telecharger.com

&

www.netsucces.biz

Cet ebook est <u>distribué avec la totalité de ses droits de</u> <u>vente et de diffusion</u>. Vous avez donc le droit de vendre, revendre cet ouvrage sur votre site Internet, par email à vos contacts, (Voir licence joint lors de votre achat).
*   Vous venez d'acquérir les Droits de Revente Maitre, qui vous autorisent à vendre ce produit avec des droits de revente simples ou maître ie vous pouvez autoriser votre acquéreur à le revendre ou non.
*   Ce produit ne peut pas être vendu sur un site d'enchères (comme eBay ou Price Minister par exemple), cela ne rapporte pas grand-chose et ne sert qu'à dévaluer le produit.

À votre succès,

Moise ZANNOU

ATTENTION ! Vous devez cependant diffuser en totalité ce livre électronique, sans le modifier, ni l'altérer ou le diffuser partiellement.

L'auteur ne saurait être tenu pour responsable des abus que vous pourriez commettre.

TABLE DES MATIERES

Introduction

Métabolisme. Il n'y a probablement pas de mot plus fréquemment utilisé que celui-ci dans le vocabulaire relatif à la perte de poids (et prise de poids).

En effet, il n'est pas rare d'entendre des gens parler de leurs combats - ou victoires – face aux rondeurs des vacances ou aux poignées d'amour en se référant au bon ou mauvais fonctionnement de leur métabolisme.

Les médecins, font eux aussi souvent référence au métabolisme pour expliquer pourquoi les régimes basés sur le jeûne et la perte d'eau ne sont ni scientifiquement et ni médicalement responsables. Mais, hélas, ces régimes ne sont pas liés au métabolisme (encore ce mot !).

Donc, comme l'usage de ce terme, plutôt intimidant et plein de signification biologique, est apprécié, vous présumez, en toute logique, que les gens le comprennent, non ? Ou, tout au moins, qu'ils ont quelques connaissances fondamentales quand à la façon d'améliorer leur métabolisme, n'est-ce pas ? Faux !

Pour comprendre le métabolisme

Malheureusement, trop de monde ne comprend pas le concept de métabolisme et de changement métabolique. Ce qui est également regrettable, c'est que ce n'est pas leur faute.

Il y a tellement d'informations qui circulent sur le sujet. La plupart diffusées par Internet ou reçues de l'ami d'un ami qui à un coach personnel. Tout ceci amène une certaine confusion et des messages contradictoires.

De plus, Beaucoup commettent l'erreur (compréhensible) d'associer leurs propres épisodes de variation de poids aux changements métaboliques. Dans certains cas cela est vrai et dans d'autres non.

Par exemple, comme nous le verrons dans ce livre, il existe des techniques scientifiques pour augmenter le rythme des changements métaboliques, et ceci dans l'objectif de permettre à votre organisme de brûler plus de calories.

Manger plus souvent *certains aliments* est une autre manière d'y parvenir (nous examinerons cela de plus près dans ce livre). Encore une autre façon de perdre du poids – du moins temporairement et de manière perceptible – est de s'asseoir dans un hammam (sauna ou autre) pendant quelques heures. Alors que la première méthode (manger les bons aliments) est réelle, *prouvée* pour ses résultats obtenus grâce à l'augmentation des changements métaboliques, la seconde méthode (hammam) est juste temporaire car la perte de poids n'est due qu'à une perte d'eau, et reviendra donc aussi vite qu'elle est évaporée.

Ce dont il faut se rappeler ici, c'est que certaines personnes associent à tort leurs tentatives à perdre du poids aux changements métaboliques, et comme vous l'avez vu avec l'exemple du hammam, ce n'est pas toujours le cas.

Les mentions « faible teneur en gras »

Une des autres grandes raisons responsable du manque de clarté et d'information auprès des gens sur ce sujet est malheureusement due, à la *volonté* des industriels de l'agroalimentaire à vous empêcher de démêler les faits de la fiction.

Ils veulent vous faire croire qu'acheter en permanence des produits « à faibles teneurs en matière grasse » va d'une manière ou d'une autre renforcer votre métabolisme.

Si, en effet, ***certains produits allégés en graisse*** peuvent jouer un rôle dans un programme complet de diététique dont le but est de renforcer votre métabolisme, seuls, les produits alimentaires portant en gros l'inscription « **allégé en graisse** » seront inutiles.

En fait, croyez-le ou pas, la plupart des gens *prennent* du poids en consommant des produits « **allégés en graisse** ». La plupart de ces produits sont chargés de calories en glucides et protéines (qui restent des calories et qui devront malgré tout être brûlées sous peine d'être converties en graisse).

Comme vous le voyez, et probablement ressentez depuis toutes ces années passées à comprendre le mystère du métabolisme, on est dans une situation confuse, stressante et potentiellement déprimante.

Chaque année, des dizaines de millions de gens essaient de reprendre le contrôle de leur santé et la forme de leur corps. Et chaque année, des dizaines de millions de gens ont l'impression d'avoir « **échoué** » car, même avec la meilleure volonté possible, ils ne peuvent tout simplement pas accélérer leur métabolisme.

Ce livre est l'antidote face à ce sentiment et cette façon de penser, car la perception d'échec n'est *pas* l'échec des personnes (dont vous faites peut-être partie) ayant courageusement entrepris ces régimes et exercices.

C'est l'échec, du secteur nutritionnel et du corps médical, dans son ensemble qui n'a simplement pas communiqué sur ce qu'il *faut savoir* pour stimuler son métabolisme.
Et étant donné l'importance du secteur agro-alimentaire et le fait qu'il soit dépendant d'entreprises cherchant à réaliser des profits (pas toutes mais une grande partie), il n'y aucun sens à pratiquer la politique.

« **J'attends et vois** » quand d'utiles informations commenceront à circuler auprès de gens comme vous.

Qu'y a-t-il dans ce livre...

Et voilà pourquoi ce livre existe. C'est pour les millions de gens qui comme vous souhaitent simplement savoir comment améliorer leur métabolisme, et comment perdre du poids d'une manière correcte, saine et responsable. Nous voulons découvrir :

- Mais qu'est donc le métabolisme, et quel est son rôle réel dans la prise ou perte de poids

- La méthode scientifique éprouvée pour optimiser votre métabolisme - pas de mensonge ou de « spéculation » de club de gym, que du vrai.

- Les régimes spécifiques, aliments, et le développement d'un métabolisme plus rapide pour qu'une fois l'excès de poids perdu, vous puissiez *maintenir* votre poids en adoptant une diététique responsable.

Et dans les pages suivantes, c'est précisément les sujets qui seront couverts !

Partie 1 : qu'est ce que le métabolisme?

Certaines personnes pensent que le métabolisme est une sorte d'organe, une partie du corps, qui influence la digestion.

En fait, le métabolisme n'est pas une partie spécifique du corps.

C'est le *processus* par lequel l'organisme convertit la nourriture en énergie.

Par conséquent, vous avez probablement entendu l'expression *processus métabolique* utilisée comme le terme *métabolisme*. En fait ils signifient tous deux la même chose.

Le charabia médical

Nous n'utiliserons pas de termes médicaux compliqués, ainsi, nous ne perdrons pas de temps dans les mécanismes complexes du corps humain et son extraordinaire intelligence.

Pourtant, sans rentrer dans les détails médicaux – qui ne sont pas utiles à notre compréhension générale – il est néanmoins nécessaire de se pencher brièvement sur les mécanismes biologiques que l'on retrouve derrière le métabolisme.

Le Métabolisme, est le processus de transformation de la nourriture en énergie. L'organisme utilise cette énergie pour exécuter une grande variété de fonctions essentielles.

En effet, votre capacité à lire cette page est – littéralement –conduite par votre métabolisme.

Si vous n'aviez pas de métabolisme – c'est-à-dire, si vous n'aviez pas de processus métabolique transformant la nourriture en énergie – alors vous ne pourriez pas vous déplacer.

En fait, avant même que vous ne puissiez bouger un doigt ou lever votre pied, votre processus interne serait déjà à l'arrêt, car les fonctions vitales de base telles que – la circulation du sang, la transformation de l'oxygène en dioxyde de carbone, l'expulsion de déchets potentiellement mortels par les reins, etc. – *tout cela* dépend du métabolisme.

Gardez cela à l'esprit la prochaine fois que vous entendrez quelqu'un dire que son *métabolisme est lent.*

Bien qu'il soit confronté à une prise de poids lié à des facteurs métaboliques, il dispose d'un métabolisme qui visiblement fonctionne.

Si ce n'était pas le cas, il ne pourrait même pas parler (car pour cela aussi, il faut de l'énergie qui vient, vous le devinez, du métabolisme !).

Il est aussi intéressant de noter que, même si nous faisons conventionnellement référence au processus métabolique comme s'il s'agissait d'une unique fonction, il s'agit vraiment d'un terme fourre-tout aux innombrables fonctions qui ont lieu dans notre organisme. Chaque seconde de chaque minute de chaque jour de votre vie – même quand vous dormez – de nombreuses conversions chimiques se produisent par l'intermédiaire du métabolisme.

Certains font référence au métabolisme en tant que processus harmonieux qui parvient à remplir deux fonctions critiques pour le corps qui, en un sens, semblent être en contradiction l'une avec l'autre.

Anabolisme et catabolisme

La première fonction est de créer des tissus et des cellules. En permanence, notre organisme crée de nouvelles cellules pour remplacer les cellules mortes ou en disfonctionnement.

Par exemple, si vous vous coupez le doigt, votre corps (s'il fonctionne correctement) commencera – sans perdre de temps ou à attendre votre accord – le processus de création de cellule de peau pour coaguler le sang et commencer le processus de guérison. Ce processus de création est effectivement une réponse métabolique que l'on nomme anabolisme.

D'autre part, il existe une activité exactement opposée se déroulant dans d'autres parties du corps.

Au lieu de construire cellules et tissus via le métabolisme, l'organisme consomme de l'énergie pour faire ce qu'il est supposé faire.

Par exemple, si vous pratiquez de l'aérobie, la température de votre corps augmente avec les battements de votre cœur et reste dans une certaine plage.

Pendant l'exercice, votre corps a besoin de plus d'oxygène et ainsi votre respiration augmente avec votre consommation en H_2O. Tout cela, vous vous l'imaginez, requiert de l'énergie supplémentaire.

Après tout, si votre corps ne pouvait s'adapter à ce besoin accru en oxygène (à la fois pour en prendre mais aussi pour s'en débarrasser sous forme de dioxyde de carbone), vous vous effondreriez !

En présumant, bien entendu, que vous ne vous vous *surmeniez* pas, votre organisme s'occupera de convertir les aliments (ex : calories) en énergie. Et ce phénomène, comme vous le savez est un processus métabolique aussi nommé *catabolisme*.

contraires : l'anabolisme qui utilise l'énergie pour **créer des cellules**, et le catabolisme qui **détruit des cellules** pour créer de l'énergie.

En effet, c'est pourquoi le métabolisme mérite sa réputation d'harmonisateur.

Il regroupe ensemble ces deux fonctions, en apparence opposées, et ceci de manière optimale pour permettre au corps à la fois de créer des cellules et de les détruire en fonction du besoin.

Métabolisme et perte de poids

A présent, vous avez déjà une idée de comment le métabolisme est lié à la perte de poids. (Métabolisme catabolique, ou destruction des cellules pour créer de l'énergie).
Afin de mieux comprendre encore ce processus, nous pouvons introduire une composante essentielle dans la perte de poids : **les calories**.

Les calories

Les calories sont juste une unité de mesure. Elles ne sont en fait rien de réel, mais servent à la quantification d'autres choses. De même qu'un centimètre n'est rien en soi mais il permet de mesurer la distance entre deux points.

Mais que mesurent les calories ?

Facile : elles mesurent l'*énergie.*

Et voilà, la malveillante calorie – le fléau de la vie de tant de personnes faisant des régimes – n'est en fait qu'une étiquette de 3 syllabes pour l'énergie.

Et il est important de souligner ceci, car votre corps lui-même, en dépit de sa grande intelligence (qui reste en majeure partie encore incomprise par la médecine) ne fait pas d'effort pour différencier la bonne énergie de la mauvaise.

En fait, pour être franc, l'organisme ne se soucie pas de l'origine de l'énergie. Approfondissons un peu, car ceci est essentiel pour comprendre globalement comment stimuler votre métabolisme, particulièrement lorsque l'on examine les choix alimentaires.

Parmi le choix des magasins d'alimentation, avec des douzaines voire des centaines de variété d'aliments, il semble qu'il y ait une prise de conscience évidente de ce qui est *bon* et de ce qui est *mauvais* ou ce qui est de la « **malbouffe** ».

Par exemple, nul besoin de livre pour savoir, qu'une prune est un « **bon** » aliment, alors qu'un grand pot de glace au caramel et à la crème est une « **mauvaise** » nourriture.

Pas mauvais au goût, bien sûr, mais, vraiment, vous ne verrez pas beaucoup de personne mince et en forme manger un bac de crème glacé par jour, pour des raisons évidentes. Alors quel est le rapport avec les calories et l'énergie ?

Le voilà : alors que *vous et moi* pouvons juger nos choix alimentaires et dire que certains aliments (comme une prune) sont une source saine d'énergie, et que d'autres (comme une crème glacée) ne le sont pas, _l'organisme ne fait pas ce jugement_. Vraiment.

Cela peut sembler surprenant et étrange, mais le corps n'en a rien à faire. Pour l'organisme **l'*énergie est de l'énergie*.** Il fait avec ce qu'il à faire, et ne se préoccupe pas vraiment de **savoir** si certains aliments sont plus sains que d'autres. C'est un peu comme une poubelle : elle prend ce que vous y mettez, que cela doive y aller ou pas.

Alors appliquons cela au corps et à la prise de poids. Quand l'organisme reçoit une calorie – qui, comme nous le savons, n'est qu'une quantification de l'énergie – il doit en faire quelque chose.

En d'autres termes, en laissant tous les autres éléments nutritifs et minéraux de côté, si une prune délivre 100 calories à l'organisme, celui-ci *doit* accepter ces 100 calories. Il en va de même pour les 500 calories provenant d'un (petit) pot de crème glacée : ces 500 calories *doivent* être traitées.

Maintenant, l'organisme fait deux choses de cette énergie : soit il la métabolise via l'anabolisme ou la métabolise via le catabolisme. C'est-à- dire que soit il convertit l'énergie (les calories) en cellules/tissus soit il l'utilise pour détruire des cellules.

Maintenant, la relation entre calories/énergie, métabolisme et perte de poids devient plus claire et évidente.

Quand il y a un excès d'énergie, et que votre organisme n'en a pas d'utilité immédiate, **il est forcé de créer des cellules avec ce surplus d'énergie.** Il n'a pas le choix.

Il ne le *veut* peut-être pas nécessairement, mais après s'être rendu compte que l'énergie ne pouvait servir à rien (comme vous aider dans vos exercices or à digérer de la nourriture), il *doit* la convertir en cellule par anabolisme.

Et ces cellules supplémentaires ?..... Voilà, vous avez devinez : du poids en plus!

En un mot, l'ensemble « **calorie/métabolisme/prise de poids** » n'est qu'une question d'excès d'énergie.
Quand il y a trop de colories dans l'organisme – c'est-à-dire, quand il y a *trop d'énergie* dans votre nourriture – alors votre corps transforme ces calories en *matières.*

Et ces *matières*, la plupart du temps, c'est du gras. De temps en temps, bien sûr, ces excès de calories sont transformés en muscles. Et c'est généralement une bonne chose pour ceux qui font attention à leurs poids dans le but de conserver un taux de masse graisseuse optimal.

En fait, comme les muscles ont besoin de calories pour se maintenir, les gens ayant une forte musculature brûlent des *calories* sans faire quoi que ce soit, leur métabolisme les brûle pour eux.

C'est pour cette principale raison que faire de l'exercice et construire du muscle maigre fait partie d'un programme général de stimulation de votre métabolisme. En effet, plus vous avez de muscle maigre, et plus il y a *d'endroits* où le surplus de calories peut aller avant de se transformer en graisse.

Un dernier mot sur les graisses

Une vilaine rumeur circule et raconte que certaines cellules graisseuses sont *permanentes*. Le pire dans cette rumeur, c'est qu'elle est véridique.

Oui, la plupart des experts concèdent que les cellules graisseuses – une fois crées – le sont à vie. Pourtant cela ne sonne pas le glas de ceux qui pourraient *se délaisser de quelques kilos*. Car même si les experts croient que les cellules graisseuses sont permanentes, ils s'accordent aussi sur le fait que ces cellules peuvent être réduites. Donc, même si le nombre absolu de cellules graisseuses de votre organisme reste identique, leur taille – et par la même, leur apparence et le pourcentage de votre poids global – peut-être réduit.

Récapitulatif

Même si nous ne sommes pas entrés dans les détails médicaux – car nous ne le voulions pas ou n'en avions pas besoin – nous avons couvert certaines informations clés de probablement autant sur le métabolisme que certains soi-disant experts.

L'essentiel est que le métabolisme représente un processus – d'innombrables processus en fait – qui convertit la nourriture en énergie. Quand ce processus crée des cellules, on parle d'anabolisme. Quand ce processus détruit des cellules, on parle de catabolisme.

Pour ceux qui tentent de perdre du poids, le *catabolisme* est primordial. C'est-à-dire, qu'il est important de transformer la nourriture en énergie qui servira à détruire des cellules.

Le catabolisme est aussi essentiel car il empêche les surplus d'énergie (calories) d'être stockés dans le corps.

Souvenez-vous : quand l'organisme dispose de trop de calories – sans tenir compte de la source d'aliment d'où proviennent ces calories – il n'a que deux choix. Il peut tenter en vain de vérifier si vous disposez de toute l'énergie dont vous avez besoin (comme faire un marathon à ce moment-là).

Ou, plus souvent, il **devra stocker ces calories**. Il n'a pas le choix. Et à moins que vous ayez du muscle maigre qui engloutit ces surplus de calories, vous allez ajouter de la graisse.

Néanmoins, le reste de ce livre, va vous diriger dans la direction **opposée**. Vous apprendrez diverses techniques, conseils et stratégies pour stimuler votre métabolisme.

Puis dans la dernière partie de ce livre, nous vous présenterons certains aliments qui stimulent le métabolisme et que vous voudrez certainement ajouter à votre régime alimentaire régulier.

Partie 2 : conseils, techniques et stratégies pour stimuler votre métabolisme

Si vous lisez ce livre, il y a des chances pour que vous ayez tenté - au moins *une fois* dans votre vie – de stimuler votre métabolisme.

Peut-être (comme la plupart d'entre nous) vous n'étiez pas sûr de ce qu'*était* le métabolisme, et peut-être (encore une fois, comme la plupart d'entre nous), vous ne saviez pas exactement tout ce que vous auriez dû connaître pour atteindre vos objectifs.

Peut-être avez-vous débuté un programme d'entraînement rigoureux de jogging et de tonification musculaire.

Ou peut-être avez-vous entrepris de manger plusieurs petites portions par jour au lieu des trois grands repas traditionnels.

Ou peut-être encore, avez-vous commencé à prendre toutes sortes de compléments qui promettent de stimuler votre métabolisme.

Mais voilà, ***toutes ces méthodes*** peuvent effectivement fonctionner.

Faire de l'exercice

En réalité : faire de l'exercice, manger avec stratégie, et vous assurer que votre corps dispose de tous les compléments utiles au catabolisme sont trois des nombreuses bonnes idées d'ordre général.

Alors où est le problème ?

Le problème c'est que beaucoup d'entre nous n'ont aucune véritable compréhension de ***qui, comment ou pourquoi*** ces méthodes stimulent le métabolisme.

En fait, certains d'entre nous, ne savent même pas vraiment si ces méthodes marchent, ils espèrent simplement que oui.

Par exemple, une personne peut démarrer un programme rigoureux d'entraînement physique qui comprend des mouvements d'aérobie cardio- vasculaire, comme le jogging ou le cyclisme.

Et effectivement, après une semaine, cette personne constatera une perte de poids.

Mais, est-ce due à une stimulation du métabolisme ? Peut-être, peut-être pas. Pourrait-il s'agir de la perte d'eau causée par la transpiration qui n'a pas ensuite été correctement réapprovisionnée ? Peut-être, peut-être pas.

Le problème, ici, est que beaucoup de gens – au détriment de leur bien- être et santé – ne comprennent pas totalement les conseils, stratégies et techniques pour stimuler leur métabolisme. Et c'est ce que nous allons rectifier dans ce chapitre.

Dans ce livre, vous ne trouverez pas d'informations hasardeuses du genre *l'ami d'un ami a entendu à la Télé.* Vous ne serez pas non plus soumis à d'impromptues informations sur comment stimuler votre métabolisme.

Au contraire, nous allons examiner de façon simple et amusante les moyens pour réussir à stimuler votre métabolisme.

La populaire et très respectée publication internet *i-Village* souligne 11 moyens clés pour améliorer son métabolisme. Afin de simplifier et faciliter leurs présentations, nous allons regrouper ces 11 idées clés en 3 grandes catégories :

1. **Faire de l'exercice**
2. **Le mode de vie**
3. **Le régime**

En regardant ces 11 points clés, vous remarquerez certainement que certains d'entre eux se chevauchent. Par exemple, comment ne pas s'imaginer que de se mettre à faire de l'exercice n'est pas, à de nombreux égards, *un choix de mode de vie*.

De même, l'intégration à votre régime alimentaire de toute sorte d'aliments pour booster votre métabolisme va certainement impacter la façon dont vous utilisez votre temps (probablement moins de temps dans les files d'attentes des fast-foods !).

Cela étant dit, veuillez ne pas vous laisser perturber pas ces catégories. Elles sont simplement là pour organiser ces points et pour faciliter les références qui y seront faites par la suite. Ce qui est important pour vous, c'est de comprendre chacun des 14 points, et d'évaluer comment vous pouvez les intégrer dans votre vie.

Je ne vais rien vous apprendre de nouveau en vous rappelant que faire de l'exercice joue un rôle dans la stimulation de votre métabolisme et le fait de brûler des calories.

A moins d'être né avec un de ces métabolismes à l'activité inhabituelle qui vous permet bizarrement d'engloutir des milliers de calories par jour sans prise de poids, vous êtes comme la grande majorité d'entre nous et avez besoin de donner un petit coup de pouce à votre métabolisme en faisant de l'exercice.

Vous pensez peut-être que les exercices cardio-vasculaires (aérobie) constituent une part importante dans la stimulation de votre métabolisme. Et bien vous avez raison ! Avec, évidemment, l'accord de votre médecin pour débuter un programme d'exercices cardio-vasculaires, c'est effectivement par là qu'il faut commencer.

L'augmentation du rythme cardiaque, de la température corporelle, de la circulation sanguine et de la consommation en oxygène, envoient tous des messages au système initiant ainsi le catabolisme (la destruction de cellules et leur utilisation en tant qu'énergie).

Mais si les exercices cardio-vasculaires sont la chose par laquelle débuter, cela signifie-t-il qu'il faut s'arrêter là ? **Non !**

Beaucoup de gens ne disposant pas des connaissances que vous aurez reçues quand vous aurez terminé ce livre, commencent un programme sérieux dédié à leur santé cardio-vasculaire, mais **ne vont pas plus loin.** Non pas par paresse, mais parce qu'ils ne sont simplement pas au courant qu'ils peuvent faire énormément **plus** que ce qu'ils font dans leur salle de gym, ou au club de gym, afin de renforcer encore plus efficacement leur métabolisme.

Concentrons-nous maintenant sur ces autres activités ci-dessous.

La musculation

Beaucoup de personnes – en particulier certaines femmes – sont très méfiantes vis-à-vis des régimes intégrant des séances de musculation.

Une idée ancienne associait la musculation à l'inexorable apparition d'un **volume musculaire énorme** et de grosses veines aux avant-bras et d'autres résultats indésirables. Cela n'est franchement pas le cas.

A partir du moment où les femmes n'utilisent pas de compléments au développement musculaire spécifiques pour s'aider dans leurs séances d'entraînement, il n'y a aucune raison de s'inquiéter car la construction de muscle maigre ne les rendra pas *volumineuses*.

Toujours est-il, la question demeure : pourquoi les femmes (et, bien sûr, les hommes) qui veulent renforcer leur métabolisme se concentrent sur la musculation ? Les exercices cardio-vasculaires, ne sont-il pas la seule chose qui compte ?

Là encore, la réponse est : Non ! En *plus* d'un programme cardio- vasculaire sain, la musculation est une façon exceptionnellement efficace de renforcer le métabolisme. Comment ? Car un kilo de muscle brûle plus de calories qu'un kilo de graisse.

Et que cela signifie-t-il ? Cela veut dire que si votre corps comporte plus de muscle – *n'importe où dans votre corps* – vous brûlerez, tout simplement, plus de calories.

Vous n'avez rien d'autre à faire. Vous brûlez simplement plus de calories, car vos muscles nécessitent plus d'énergie.

Bien sûr, comme vous vous en doutez, si vous vous musclez et puis laisser faire, au fil du temps, les fibres musculaires s'affaibliront et vous perdrez cette merveilleuse usine à brûler des calories.

Mais cela ne pose pas de problème, car tout ce que vous avez à faire est de construire puis entretenir sainement vos muscles.

Cela peut être difficile, surtout si, pour l'instant, vous avez le sentiment d'avoir bien plus de graisse que de muscle.

Mais ce que vous devez garder à l'esprit, c'est qu'une fois que vous aurez commencé à créer du muscle – de quelque manière que ce soit – *votre corps lui-même* commencera à brûler plus de calories.

C'est obligatoire. Même quand vous dormez, regardez un film ou lisez un livre. C'est un peu comme mettre votre brûleur de calories (votre catabolisme) sur pilote automatique.

Alors ne laissez pas le peu (voire beaucoup) de graisse supplémentaire actuelle, vous dissuader de croire en l'importance de la musculation.

Oui, vous devriez aussi profiter des bienfaits des exercices cardio- vasculaires, car c'est de cette manière que votre organisme va brûler la graisse déjà présente. Mais la musculation est une sorte de soutien en profondeur qui permet d'atteindre cet objectif.

Et tout ceci de manière exponentielle : plus vous transformez de matières grasses en muscles et plus de calories seront brûlées naturellement afin de maintenir ces nouveaux muscles (et ce merveilleux cycle se poursuit !).

L'Entraînement fractionné

Le principe de base permettant une perte de poids en pratiquant des exercices cardio-vasculaires (ou tout autre exercice) est, comme vous le savez, une question de catabolisme.

Surtout, si vous pouvez faire en sorte que votre organisme requiert plus d'énergie, celui-ci se chargera de détruire des cellules pour fournir l'énergie. Et dans ce processus (métabolisme) il brûle des calories. Simple, non ?

En se basant sur cette logique, ce que l'on nomme *l'entraînement fractionné* s'inscrit parfaitement dans le plan d'ensemble. L'entraînement fractionné (*interval training*) est simplement l'ajout d'un exercice à très haute consommation en énergie à votre séance d'entraînement à faible fréquence ou par fraction.

Par exemple, vous pouvez avoir atteint le stade ou vous pouvez courir pendant 20 minutes tous les jours, et ainsi faire entrer votre cœur dans une zone cardio-vasculaire voulue durant cette période.

Cela, va évidemment vous aider à renforcer votre métabolisme, et donc brûler des calories/de l'énergie. Pourtant, vous pourriez brûler une quantité *disproportionnée* de calories si, pendant vos 20 minutes de jogging vous ajoutiez un sprint de 30 secondes ou 1 minute.

Pourquoi ? Car pendant ces 30 secondes ou 1 minute, vous créerez dans votre organisme un bref à-coup, un choc.

Pas un choc néfaste, souvenez-vous, nous parlons ici de brèves saccades, pas de course soudaine tout autour de la piste ou du parc ! En donnant à votre corps ce choc sur une *fraction de temps*, cela a automatiquement – et de façon inattendue – monter les choses d'un cran.

Et pour compenser vos besoins supplémentaires en énergie, l'organisme brûlera plus de calories.

Il est essentiel de toujours garder à l'esprit que *l'entraînement fractionné ne fonctionne que quand il est pratiqué par intervalles.* Cela peut sembler bizarre (et même difficile à comprendre), mais c'est en fait très simple.

La stimulation du métabolisme dont vous profitez lorsque vous faites du fractionné est principalement due au fait que votre corps, a soudainement besoin de trouver plus d'énergie.
Alors que votre corps répondait tranquillement à vos besoins en énergie au cours de l'exercice cardiovasculaire, tout d'un coup, il doit en fournir un peu plus pendant 30 secondes ou une minute, et au cours de cette période, il va stimuler votre métabolisme comme s'il avait reçu un choc sain et bénéfique.

Comme vous le voyez, si vous décidez soudainement d'étendre votre sprint de 30 secondes ou 1 minute à un sprint de 20 minutes, vous ne profiteriez simplement pas de tous les bénéfices.

Oui, votre corps consommera plus d'énergie si vous passez dans la tranche supérieure de votre plage d'entraînement aérobie. Mais votre organisme ne profitera pas nécessairement de ce *choc* qui n'est provoqué qu'en pratiquant du fractionné.

N'oubliez pas : L'objectif du fractionné est de donner à votre organisme un choc sain qui lui fait soudainement se dire :

> « Waouh ! Nous avons besoin de plus d'énergie et VITE, cette personne a augmenté son rythme cardiaque de 180 battements par minute à 190 battements par minute ! Alors prenons n'importe quelles cellules, comme ces cellules de graisse près de la taille et détruisons-les par catabolisme afin que cette personne reçoive l'énergie dont elle a besoin !»

N'oubliez pas (désolé d'être si répétitif, mais c'est essentiel) : le but final de l'entraînement fractionné est de faire subir au corps un choc bref, soudain et sain où il lui faut plus d'énergie et vite!

Si vous vous contentez d'augmenter votre vitesse et de vous y maintenir, alors votre corps consommera probablement plus de calories mais il n'aura pas ce choc.

Gardez aussi à l'esprit que le fractionné peut effectivement être plus long que 30 secondes ou une minute.

Certains experts suggèrent de pratiquer un entraînement fractionné de 30-40 *minutes*, selon votre état de santé et de votre programme d'entraînement d'ensemble.

Nous avons parlé de 30 secondes à 1 minute pour simplifier l'explication et clairement faire comprendre que le fractionné est une sorte *de mini entraînement au sein d'un programme d'entraînement.*

Et, comme toujours, *ne vous surmenez pas* dans vos entraînements fractionnés. Le but est d'être en meilleur santé, plus fort et de perdre du poids dans l'opération. Cela ne vous apportera rien si vous courrez vite ou faites durement du vélo pendant vos fractionnés au point de vous faire mal. Vous déstabiliseriez votre propre santé et devriez certainement arrêter vos exercices jusqu'à ce que vos douleurs musculaires et autres blessures guérissent.

La diversité

On dit que la diversité met du piment dans la vie, et cela est plutôt vrai. Mais, malgré ce conseil, trop de gens ne pimentent pas leurs séances d'entraînement. C'est surprenant, car cela apporte souvent une meilleure stimulation du métabolisme.

Il existe quelques moyens simples permettant d'apporter des variations dans votre programme d'entraînement. Nous avons déjà parlé du fractionné, et c'est effectivement un moyen de faire passer le moteur métabolique de votre organisme à la vitesse supérieure.

Une autre solution efficace et de diviser la routine en plusieurs plus petites parties.

Par exemple, au lieu de vous borner à 1 heure d'entraînement par jour, il peut être stimulant pour votre métabolisme de scinder ces séances en 2x30 minutes, ou même, à certaines occasions, en des séances de 3x20 minutes.

En outre, vous pouvez varier votre routine quotidienne, sans faire formellement *de l'exercice.*

Par exemple, vous pouvez emprunter les escaliers à la place des ascenseurs. Ou bien, commencer votre journée par une marche vive pour remplacer le café et le journal.

Ou, au lieu de vous garer près de l'entrée du supermarché, vous pourriez marcher depuis une place de parking bien éloignée.

Toutes ces astuces sont profitables au renforcement de votre métabolisme.

D'abord, comme vous le réalisez facilement, cela rend les exercices plus amusants. Alors qu'il est effectivement important d'établir une routine dans l'entraînement, vous ne devez pas toujours suivre la même routine dans *vos exercices* (car sinon vos chances d'abandon sont importantes !).

Ainsi, inclure ces nouveaux éléments à l'ensemble de vos exercices vous permet tout simplement de respecter votre programme. Et puisque l'exercice joue un rôle essentiel dans la stimulation de votre métabolisme, une technique ou astuce qui vous permet de poursuivre votre entraînement sur le long terme est un conseil avisé.

Le deuxième avantage qu'apporte la variation dans votre programme d'entraînement nous ramène au concept de l'entraînement fractionné, discuté précédemment.

Quand vous variez le contenu de vos séances, votre organisme ne peut pas tomber dans une routine. Vous vous souvenez, le corps est une machine remarquable, et il s'efforcera toujours de faire les choses efficacement.

Naturellement, votre état de santé général (qui peut dépendre de votre génétique et d'autres facteurs extérieurs) jouera un rôle quant à l'efficacité du fonctionnement de votre corps.

Mais indépendamment de la constitution de votre corps, de son patrimoine génétique, votre corps vous aime, et veut faire les choses *aussi efficacement que possible*.

Par conséquent, lorsque vous commencez à faire de l'exercice, votre corps se met à deviner vos besoins en énergie. Il ne fait pas cela par paresse mais très sincèrement car il veut aider !

Si votre corps commence à *anticiper* votre besoin d'une certaine quantité d'énergie pour accomplir une certaine tâche (comme courir pendant 20 minutes), alors il commencera à produire cette énergie plus efficacement.

Par exemple, quand vous vous mettez pour la première fois au jogging sur une durée de, disons, 2 minutes suivi par 5 minutes de marche, votre corps va requérir une grande quantité d'énergie pour vous aider dans cette réalisation.

En conséquent, vous serez peut-être à court de souffle ou fatigué, car votre organisme s'est efforcé de répondre à votre demande accrue.

Naturellement, bien sûr, le catabolisme sera impliqué et le métabolisme de votre corps s'améliorera.
Mais avec le temps, disons un mois ou plus, votre organisme sera simplement devenu plus efficace. Il se sera renforcé, et pourra répondre à vos besoins en énergie plus efficacement. Vous pourriez même ne pas transpirer !

Ce qu'il se passe, c'est que votre santé s'est améliorée, votre corps *à moins d'efforts à fournir* pour produire l'énergie dont vous avez besoin.

Ironiquement, cela peut altérer vos efforts à stimuler votre métabolisme. Car, comme vous le savez, vous souhaitez indiquer à votre organisme le déclenchement du catabolisme. Mais si votre organisme fonctionne efficacement, il n'aura pas besoin de puiser dans ses réserves (par exemple les cellules de graisse) pour fournir l'énergie qu'il vous faut.

Donc l'astuce est de varier continuellement lors de vos séances. Beaucoup de personnes optent pour l'entraînement croisé ou « cross-training » pour cette raison. En plus de cibler des zones musculaires différentes, cela empêche votre corps de s'habituer et d'établir une routine qui aurait pour effet de ralentir votre métabolisme.

N'oubliez pas : votre organisme ne lit pas ce genre de livre, cela ne *l'intéresse pas.*

Il ne sait pas qu'un métabolisme plus rapide est « *bon* » ou « *mauvais* ». Maintenant, de notre point de vue, un métabolisme rapide est une **bonne chose** dans notre effort à perdre du poids.

Mais votre corps ne réfléchit pas ainsi. Et il ne mettra pas son métabolisme en action juste car vous souhaitez qu'il le fasse.

Malheureusement, vous ne pouvez pas lui envoyer un message pour lui demander *s'il te plait, accélère mon métabolisme*.

Ce que nous devons faire, c'est *forcer* le corps à se dire lui-même :

« *Hé, j'ai besoin d'accélérer le métabolisme car cette personne a besoin de plus d'énergie !* »

Et le meilleur moyen de *forcer* votre organisme à agir ainsi et d'insuffler de la diversité dans vos séances d'entraînement.

Le mode de vie

Quand on parle du *mode de vie*, nous avons tendance à penser aux habitudes au jour le jour dont nous sommes dépendants et que parfois nous faisons sans même réfléchir à deux fois.
Et c'est effectivement le cas quand on fait référence à la façon dont votre mode de vie influence la vitesse de votre métabolisme.

Maintenant, honnêtement, la plupart d'entre nous avons des vies occupées d'une manière ou d'une autre et il est quasiment impossible de garder un œil sur *chacune de nos habitudes*.

Trouver un équilibre entre travail, famille, loisirs et tout autres sortes d'obligations ne laisse souvent pas beaucoup de place aux *choix* mais ressemble plus à une nécessité.

Pourtant, même si beaucoup parmi nous sont incontestablement limités dans leur choix de mode de vie, il reste beaucoup de choses que nous pouvons entreprendre. De petites choses, mais des choses importantes qui peuvent nous permettre d'accélérer notre métabolisme.

Donc, même si le terme mode de vie vous dérange un peu, s'il vous plaît ne zappez pas cette section. Les petites choses que vous pouvez changer dans votre mode de vie au jour le jour peuvent, en effet, avoir la plus profonde influence sur la vitesse de votre métabolisme, et la réalisation à court et long terme de vos objectifs de perte de poids.

Monter dans le train

Saviez vous que les personnes qui choisissent soigneusement des plats à faible teneur en gras, faible en calories, sont très disciplinés quand il s'agit de ne pas commander la tarte aux noix de pécan spéciale du chef pour le dessert, mais prennent un ou deux verres de vin avec leur repas ?

Eh bien, malheureusement, ces personnes détruisent vraiment tous leurs efforts à stimuler leur métabolisme.

Des études montrent que boire de l'alcool durant les repas encourage à « *sur-manger* » Ce qui signifie que plus de calories devront être brûlées (ou devenir de la graisse !).

Qui plus est, trop de gens ignorent simplement que beaucoup de boissons alcoolisées sont bourrées de calories, quasiment aussi riches en sucre que les boissons sans alcool.

Une bouteille de bière peut contenir quelques centaines de calories, et la plupart des cocktails sont du même ordre.

Le vin est généralement considéré comme étant le *moins* calorifique mais là encore on est sur une pente savonneuse.

Trois verres de vins peuvent contenir près de 300 calories qui, d'une manière ou d'une autre devront être traitées par votre corps.

Le conseil ici n'est pas d'arrêter l'alcool complètement (malgré le titre de cette section). Si vous aimez boire de l'alcool, alors rien ne vous oblige à arrêter du jour au lendemain, mais ainsi, vous économiserez un peu d'argent et ne consommerez plus autant de calories.

Nous essayons simplement de vous faire *prendre conscience* de ce qui joue sur votre métabolisme. Si vous consommez trop d'alcool (même sans être ivre), vous obligez votre corps à gérer plus de calories.

Et à moins de compenser ces calories supplémentaires en faisant des exercices ou de la musculation, le catabolisme n'aura pas lieu. A la place, l'anabolisme le remplacera et de nouvelles cellules seront crées grâce à ces calories (principalement des graisses).

Zzzzzzzz…..Zzzzzzzzz

Voilà une partie difficile. La plupart d'entre nous n'ont pas le contrôle qu'ils *devraient* sur la durée de leur sommeil. Travail, famille, éducation, ménage, et tellement d'autres tâches nous empêchent d'avoir la quantité de sommeil qu'il nous faudrait.

Néanmoins, comme les experts nous le disent, dormir suffisamment améliore réellement le métabolisme. D'un autre coté, les gens qui sont constamment privé de sommeil constatent un manque flagrant d'énergie quand ils pratiquent leurs activités journalières, y compris la *digestion*.

En conséquence, les personnes en manque de sommeil, abaissent souvent leur propre métabolisme. Ils n'ont tout simplement pas la force de digérer la nourriture efficacement, notamment les glucides.

C'est un sujet très difficile, car de nombreuses personnes peuvent seulement trouver du temps pour s'entraîner qu'en *prenant* sur leur temps de repos.

Par exemple, après avoir fait une longue journée de travail et s'être occupé de la famille et des obligations du foyer, une personne peut trouver que les seuls moments disponibles pour s'entraîner (et donc booster son métabolisme) est tard le soir, disons 21:00 voire plus tard. Alors que faire ?

Au final, c'est une question d'équilibre. Naturellement, si vous souhaitez faire de l'exercice, et que votre docteur considère que c'est bon pour vous, alors vous n'allez *pas* vous remettre en forme en dormant au lieu de faire des exercices.

Pourtant, cela étant dit, si vous prenez du temps sur votre sommeil ou votre repos en vue de faire de l'exercice, peu à peu, vous pouvez faire plus de mal que de bien, car le lendemain, vous n'aurez pas assez d'énergie pour digérer ce que vous mangez. La réponse à cette situation inextricable réside dans *l'équilibre*.

Vous n'avez pas à vous entraîner chaque soir. Ou vous avez peut-être la possibilité d'intégrer une séance d'entraînement dans la journée, peut- être lors du déjeuner ou juste en quittant votre travail.

La plupart des clubs de gym sont ouverts très tôt le matin, et si vous choisissez de pratiquer à domicile, vous pouvez généralement trouver des équipements à bons prix (alors que certaines machines peuvent coûter des milliers d'euros, les machines de bases vous permettent de faire un travail équivalent pour seulement quelques centaines d'euros voire moins pour de l'occasion).

Si vous considérez souffrir de troubles du sommeil, ceci peut avoir une mauvaise influence sur votre métabolisme (car vous n'aurez pas assez d'énergie pour le lendemain). L'insomnie et les autres troubles du sommeil sont *des problèmes très communs*, et il existe de nombreuses solutions pour aider ces personnes à retrouver le repos qu'il leur faut. Voici quelques conseils non médicaux pour aider à s'endormir :

- o Ne mangez pas tard le soir
- o Essayer de boire du lait chaud avant de vous coucher
- o N'allumez pas la télé le soir
- o Essayez le yoga ou d'autres pratiques libérant du stress
- o Tentez de prendre un bain chaud avant de vous coucher
- o Ne faites pas vos exercices juste avant d'aller au lit, votre organisme est en telle ébullition qu'il ne veut pas dormir !

Se relaxer

Nous avons brièvement cité le *yoga* dans la liste des *choses à faire* ci- dessus, et ceci nous amène à une autre influence clé sur votre métabolisme : le stress.

Croyez-le ou non, mais les experts nous disent maintenant que le stress peut envoyer des signaux indésirables de notre corps, les signaux qui ralentissent votre métabolisme.

Fondamentalement, ce qui se passe, c'est que lorsque le corps est constamment soumis au stress, il libère *des hormones de stress* qui inondent son système.

Ces hormones liées au stress indiquent en fait à l'organisme de créer de plus grosses cellules graisseuses dans l'abdomen. Le résultat peut à la fois être une prise de poids (à cause de l'augmentation des cellules graisseuses), et un métabolisme plus lent.

De toute évidence, ce sont *deux facteurs très négatifs* dans cette recherche pour stimuler le métabolisme et pour perdre du poids. La dernière chose que nous voulons c'est plus de cellules graisseuses plus volumineuses dans notre abdomen, ainsi qu'un ralentissement du métabolisme !

Pourtant, c'est malheureusement ce que beaucoup de gens vivent quand ils sont soumis constamment au stress. Et, ce sont les mêmes qui doivent trouver un équilibre entre de nombreux objectifs concurrents, comme le travail, la famille, et d'autres tâches vitales.

Alors dans ce cas, le conseil est le suivant, « *décompressez et relaxez vous* », et il existe certaines techniques simples qui peuvent et devraient faire partie de votre vie.

Par exemple en marchant plus, en écoutant de la musique relaxante, en méditant, en faisant du yoga, en consommant des aliments non excitants (ex : pas de caféine, pas de sucre, etc.), et en vous organisant un programme strict d'exercices et régime qui inclut *des sorties régulières* qui vous permettront de vous recentrer et d'éliminer votre stress.

Rappelez-vous : la détente est un bon conseil à suivre pour tous et notez que *le stress influe négativement sur le métabolisme.* Il existe donc un lien entre la quantité de stress que vous ressentez et votre capacité à détruire des cellules et perdre du poids.

Alors si vous ne voulez *vous relaxer* car vous n'en avez pas le temps, vous devriez réaliser que votre vie stressante joue certainement un rôle dans votre prise de poids ou votre incapacité à en perdre.

Il y a quelque chose de POSITIF dans ces moments du mois !?

Voici quelque chose d'étrange qui ne s'applique *qu'aux femmes seulement*.

Des études ont démontré que les 2 semaines précédant le début des règles étaient la période durant laquelle la capacité à brûler les graisses était à son maximum.

Ceci est ironique car c'est justement dans ces moments que les femmes ne souhaitent pas faire d'exercices physiques. Cependant, des études menées en Australie ont montré que les femmes arrivaient à brûler près de 30% de graisses supplémentaires pendant ces 2 semaines précédant les règles.

L'explication que les chercheurs soutiennent est que cette période est celle où le corps féminin produit son maximum d'œstrogène et de progestérone.

Comme ces hormones demandent au corps d'utiliser les graisses comme source d'énergie, faire de l'exercice à cette période peut vraiment payer. Le corps sera plus enclin à utiliser les cellules graisseuses pour le catabolisme.

Le régime

Ah oui, le régime. Pour la plupart d'entre nous, nos informations relatives au métabolisme sont liées d'une manière ou d'une autre à l'alimentation. Nous avons tous entendu parler *des aliments bons ou mauvais* pour le métabolisme.

Mais vraiment, même si nous savons tous qu'une branche de céleri est meilleure pour notre métabolisme que des frites avec de la sauce, notre connaissance du métabolisme et de la diététique est plutôt légère.

Pour y remédier, la partie suivante présente quelques conseils diététiques efficaces et scientifiques qui stimuleront votre métabolisme. Comme vous l'apprendrez bientôt, ce n'est pas juste ce que vous mangez qui importe mais aussi quand et comment.

<u>N'ayez pas en horreur les calories</u>

Le mot calorie a mauvaise réputation. On voit constamment des aliments porter les mentions : *teneur faible en calories*. Et il n'est pas rare d'entendre quelqu'un être surpris par l'immense quantité de calories contenues dans certains aliments, comme un riche désert crémeux, ou un énorme hamburger.

Toute cette rhétorique anti-calorie a créé de nombreux « *calorie- phobiques* », dès que nous voyons quelque chose qui en contient beaucoup, nous fuyons. Mais est-ce sage ?

Oui et non. Oui, il est sage dans un sens d'éviter de prendre un gâteau à double couche chocolatée avec caramel. Les calories provenant du gâteau font partie des bien nommées *calories vides*. Ce qui veut dire qu'elles n'ont pas de véritable valeur nutritionnelle utilisable par votre corps.

Mais d'un point de vue global, il est imprudent de transformer votre métabolisme en un maître de l'évitement des calories.

Pourquoi ? Car votre corps est une merveilleuse mécanique qui essaie, en permanence, de faire son possible pour vous rendre la vie plus facile.

En effet, même s'il ne fonctionne pas toujours à des niveaux optimums (pour diverses raisons, y compris génétiques), il continue cependant de faire de son mieux. Le corps, malgré ses limites, n'est pas paresseux !

Dans cet esprit, l'organisme essaie toujours de rester vivant et de fonctionner le plus sainement possible.

C'est pourquoi, si vous réduisez soudainement la quantité de calories dont vous avez besoin, votre corps n'essaiera pas **d'en faire plus avec moins**. En d'autres termes, votre corps n'agira pas de la façon que vous le souhaiteriez : il ne déclenchera pas nécessairement le catabolisme, réduisant ainsi le poids et les cellules de graisse.

À la place, votre intelligent et sage organisme tentera de vous maintenir en vie en ralentissant son métabolisme. Il aura juste l'impression que quelque chose ne va pas – que peut-être vous êtes piégé quelque part sans nourriture – et il commencera simplement à devenir économe en énergie.

Alors quel est le résultat final ? Si votre corps a besoin de 2000 calories par jour pour survivre, et que soudainement vous lui en donnez seulement 1000, il *ne commencera pas* par brûler 1000 calories de cellules logées dans vos poignées d'amour.

Au lieu de cela, votre corps ralentira son métabolisme. Il essaiera de retirer autant d'énergie possible de ces 1000 calories, car il ne veut rien gâcher.

Physiquement, vous êtes sûr de vous sentir plus fatigué parce que votre corps sera très avare d'énergie, et consacrera sa ration de 1000 calories aux fonctions essentielles, comme le sang et l'alimentation en oxygène (entre autres).

Métaboliquement, vous ne brûlerez pas de calories supplémentaires. Au contraire, vous allez plutôt prendre du poids en réduisant de manière spectaculaire votre consommation calorique !

Par contre, vous devriez consommer un apport calorique quotidien proportionnel à votre taille, vos caractéristiques, et objectifs de perte de poids une fois que vous aurez déterminé la quantité de calories qu'il vous faut (probablement à l'aide d'un nutritionniste ou un expert en gym).

Par exemple, si votre corps à besoin de 1500 calories par jour, et qu'une tranche de gâteau au chocolat en délivre 500, alors vous voyez bien que manger juste une de ces tranches représente un tiers de votre besoin quotidien en calories, et ce n'est pas bon !

Alors que vous voyez qu'un délicieux cocktail aux fruits, yaourt et noisettes ne contient que la moitié de calories, mais vous fournit les nutriments essentiels, vitamines et autres, nécessaires au bon fonctionnement de votre corps.

Manger plus ?

Suite à la discussion sur les calories, il faut aussi noter que manger fréquemment au cours de la journée peut être très utile pour stimuler votre métabolisme. Il y a deux raisons à cela.

La première raison est que les gens qui ont tendance à manger régulièrement dans la journée **grignotent considérablement moins**. Ainsi, ils ont tendance à éviter les chips ou friandises qu'ils pourraient consommer s'ils avaient soudainement *faim*.

Les gens qui mangent régulièrement dans la journée ne sont généralement pas **tiraillés par la faim**, car ils n'atteignent pas ce stade.

La deuxième raison, que vous avez certainement devinée grâce à votre compréhension du métabolisme, c'est qu'en mangeant régulièrement dans la journée, vous maintenez en permanence votre métabolisme actif.

C'est un peu comme avoir un générateur qui tourne tout le temps, il utilisera tout simplement plus d'électricité que si vous le mettiez en route 3 fois par jour.

Maintenant, il va s'en dire (mais disons- le quand même juste au cas où) que ce n'est pas parce que manger fréquemment est *bon* pour stimuler le métabolisme que cela signifie pour autant manger des **cochonneries** tout au long de la journée !

Au contraire, si vous choisissez de manger plus fréquemment, alors vous devrez être très attentif à *ce que* vous mangez, car vous pouvez facilement dépasser votre quantité calorique quotidienne requise si vous n'êtes pas vigilant.

C'est pourquoi, si vous pensez pratiquer l'approche « manger plus pour brûler plus », alors vous devriez noter dans un bloc-notes ce que vous mangez (et buvez) dans la journée.

Vous ne devriez pas seulement connaître le niveau calorifique de ce que vous mangez, mais aussi l'ensemble des valeurs nutritionnelles.

Par exemple, si vous projetez de manger 50 grammes de protéines par jour, alors vous voulez vous assurer de remplir cet engagement sans le dépasser.

En d'autres termes, se concentrer uniquement sur les calories n'est que la moitié du travail. Vous devrez assurer un apport suffisant en protéines, glucides et minéraux pour permettre à votre corps de fonctionner à un niveau optimal.

Manger tôt

Nous avons tous entendu dire que *le petit déjeuner était le repas le plus important de la journée*. Et en termes de stimulation de votre métabolisme, c'est en effet le cas ! Il y a deux raisons qui expliquent pourquoi prendre un petit déjeuner copieux et sain peut stimuler le métabolisme et permettre de perdre du poids.

La première raison est que les gens qui prennent un petit déjeuner sont bien moins enclins à grignoter dans la matinée. Par exemple, si vous avez pris un bon petit déjeuner avec fruits et céréales allégées en sucre, vous diminuez significativement vos chances de vous rendre aux distributeurs vers 10h30.

Bien sur, si vous vous souvenez de notre discussion précédente sur le fait de manger plus fréquemment, cela ne veut pas dire que vous ne devriez rien manger entre le petit déjeuner et le déjeuner.

Cela signifie simplement que comme vous ne serait pas affamé à 10h30, vous aurez moins de chances de manger *tout* ce qui vous tombera sous la main. Comme une barre chocolatée, un beignet ou un croissant offert par un collègue.

En d'autres termes, en commençant la journée par un repas nourrissant, vous gérerez mieux ce que vous mangez dans la journée.

La seconde raison est en phase avec la stimulation du métabolisme. Des études ont montré que le métabolisme ralentit pendant le sommeil, et ne se remet généralement pas en route avant que vous mangiez.

Ainsi, commencer la journée par un petit déjeuner c'est un peu comme démarrer votre métabolisme. Vous brûlerez en effet plus de calories dans la journée en prenant simplement un petit déjeuner.

N'oubliez pas : quand vous prenez votre petit déjeuner, vous contrôlez la quantité et le contenu. Vous ne voulez pas manger au point d'être trop rassasié, car, rappelez-vous, vous souhaitez manger toute la journée et vous ne serez pas en mesure de le faire *si vous êtes gavé*.

En même temps, soyez averti des petits-déjeuners forts en matières grasses. Des études ont montré que des petits déjeuners gras, comme ceux à base de bacon et saucisse, en plus d'être lourds en calories (il y a 9 calories dans chaque gramme de graisse, contre 4 pour chaque glucide et protéine) pouvaient vous donner encore faim peu de temps après !

Donc en plus d'avoir ingéré une énorme quantité de graisse (et donc de calories) vous vous retrouverez affamé quelques heures après.

Par contre, les petits déjeuners riches en fibres sont plus longs à digérer et ainsi, le corps n'éprouve pas la faim pendant un bon moment.

Il faut garder cela en mémoire, c'est pourquoi beaucoup de ceux qui prennent un petit déjeuner et sont malgré tout très affamés à l'heure du déjeuner. Ce n'est pas leur « métabolisme hyperactif » mais le contenu gras, qui a été rapidement digéré.

Soyez pro protéines et bons glucides

Il existe un choix époustouflant de nourriture de nos jours, au point qu'une balade dans les magasins alimentaires devient une véritable aventure. Où que vous regardiez, vous trouvez un produit promettant d'être bon pour *la santé ou pour perdre du poids*.

Pour plus de confusion encore, certains aliments sont bénéfiques au renforcement du métabolisme, et d'autre pas, et les différences ne sont pas toujours bien connues. Heureusement, nous allons prendre ce problème à bras le corps tout de suite et décrire les trois principaux groupes d'aliments qui favorisent un métabolisme rapide.

En termes de protéines, des études ont montré que le fait d'avoir suffisamment de protéines dans votre système peut en fait accélérer votre métabolisme. Ceci en raison de la difficulté à détruire la protéine. Ou plutôt, qu'il faille *plus d'énergie* pour la détruire.

Et comme vous le savez, quand votre corps passe plus de temps à faire quelque chose, il *consomme de l'énergie* (calories). Et plus il met du temps à détruire les protéines et plus il utilise de calories.

Chaque personne a des besoins quotidiens différents en protéines. Ceux qui font de l'exercice et construisent du muscle auront des besoins au-dessus de la moyenne.

Le guide alimentaire américain USFDA (US Food And Drug Administration) suggère une moyenne de 50 grammes de protéines par jour pour une activité adulte *raisonnable*.

Rappelez-vous bien qu'il y a plusieurs types de sources en protéines : certaines pauvres et d'autres riches en graisses. Les hamburgers en restauration rapide peuvent contenir jusqu'à 20 grammes de protéines (parfois plus) mais ils peuvent aussi contenir jusqu'à *20 grammes de graisse*, les rendant quasiment sans valeur nutritionnelle.

Les avantages que vous retirez des protéines sont largement atténués par l'immense apport en graisses qui, dans certains hamburgers, peut dépasser les 40 grammes ! Et ce, sans tenir compte des frites !

Donc, il faut s'assurer que votre source en protéines provient de protéines pauvres en graisses. Typiquement, les protéines venant du poulet ou de la plupart des poissons sont maigres, attention pas tous les poissons.

Si vous êtes végétarien, ou juste à la recherche de protéines maigres non animales, les fromages allégés, les légumes (lentilles) et yaourts sont parfaits. Vérifiez seulement les étiquettes sur les emballages pour déterminer si la source de protéines est maigre ou grasse.

Pour les glucides, aucun autre micronutriment n'a connu autant de débats. Ils sont passés de la meilleure chose dans l'histoire des régimes à la plus commune. Et ce n'est pas la faute des pauvres glucides ! Ce n'est qu'une question d'information et de connaissance et non de spéculation.

Il faut savoir que, dans le cas de glucides raffinés, comme le pain blanc et les pommes de terre, les diabétiques parlent d'*aliments à hauts indices glycémiques (IG)*, car ces personnes ont besoin d'injections d'insuline pour digérer ce type de nourriture.

Comme vous le savez sûrement, lorsque l'insuline est libérée dans le système, elle favorise le stockage des graisses, et certains experts estiment que cela provoque une accélération du métabolisme.

Par conséquent, les *bons* types de glucides à consommer sont ceux qui sont riches en fibres, ceux venant des fruits et des légumes.
Pourquoi ? Car ces sources de glucides n'ont pas un indice glycémique suffisamment élevé. En d'autres mots, ils n'impliquent pas de pointe d'insuline et donc ne favorisent pas le stockage des graisses.

Conclusion

Nous en avons fait du chemin ! Nous en savons désormais plus que la plupart des gens sur le métabolisme, et la façon de l'accélérer. Nous sommes donc en mesure d'utiliser ces informations *à bon escient*.

Nous avons appris que le métabolisme est un processus et non pas une partie du corps.

Que c'est l'adéquation de deux fonctions vitales : convertir la nourriture en cellules ou tissus, et détruire des cellules pour fournir de l'énergie. Nous avons vu que le premier processus s'appelait *l'anabolisme* et le second *catabolisme*.

En effet, c'est ce dernier processus qui influence votre capacité à perdre du poids et empêche de le reprendre !

Qui plus est, au-delà de la biologie de base, nous avons également découvert 3 catégories permettant d'accélérer le métabolisme et de perdre du poids.

Elles se classent en 3 catégories : *exercices, mode de vie et régime*. Et dans ces catégories on retrouvait 11 manières importantes, pratiques et simples de stimuler le métabolisme.

Maintenant, il est temps de passer à l'*action*. Comme on dit, la sagesse résulte de l'expérience pas des études ! De toute évidence, bien sûr, il était essentiel de comprendre ce sujet et comment marche la stimulation du métabolisme. C'est pourquoi étudier le sujet était important. Mais, maintenant vous disposez des connaissances dont vous avez besoin.

Il ne tient plus qu'à vous de franchir la prochaine étape : renforcer et stimuler votre métabolisme. Bonne chance, amusez-vous et profitez d'une vie meilleure, plus mince et plus saine !

Un Dernier Mot : les mythes classiques concernant la stimulation du métabolisme

Le centre de remise en forme SparkDiet[i] a consulté des experts pour trouver les 4 mythes les plus répandus concernant le métabolisme et le renforcement du métabolisme.

Comme ce livre concerne la réalité et *non* pas les mythes, nous n'avons pas parlé d'eux dans ce livre. Pourtant, comme on entend souvent ces mythes, il peut en effet être utile de vous les faire connaître et ainsi de *savoir* quels sont ces mythes.

De cette façon, si vous tombez sur l'un de ces mythes dans un magazine, un club de gym, ou par de bien-intentionnés mais peu judicieux conseils d'un ami, vous pourrez en toute confiance dire (ou au moins le penser) : désolé, mais c'est un mythe, je ne vais pas me faire avoir!

Mythe n° 1 : les pilules amaigrissantes

Le consensus général concernant ces pilules tient en trois mots importants : *ACHETEURS SOYEZ VIGILANTS*.

Ici, le problème est que ce que de nombreux fabricants de pilules amaigrissantes disent offrir, n'est tout simplement pas réaliste. Vous vous en rendrez rapidement compte si vous lisez la plupart de ces annonces, vous verrez que c'est vraiment trop beau pour être vrai.

Dans certains cas, les pilules amaigrissantes peuvent aider à *stimuler* le métabolisme temporairement. Ceci, cependant, peut être risqué et, en général, ne devrait pas se faire sans l'avis d'un médecin. Malheureusement, les gens peuvent devenir accros à ce genre de pilules, et cela peut conduire au désastre.

Avant de passer au mythe n°2, sachez que certaines pilules amaigrissantes sont des pilules pour *perdre de l'eau*. Ce sont des diurétiques qui favorisent la perte d'eau. Le verdict sur ce genre de pilules est encore moins équivoque que pour les pilules amaigrissantes en général : *ELLES NE MARCHENT PAS !*

Sérieusement : les pilules amaigrissantes par perte d'eau se basent sur le fait que vous perdrez du poids en perdant de l'eau. Et oui, c'est sur, si vous urinez 15 fois par jour, vous allez physiquement être moins lourd.

Mais ce n'est pas une véritable perte de poids ! Ce n'est qu'une perte temporaire et malsaine. Vous reprendrez ce poids dès que vous aurez reconstitué vos réserves en eau.

Ou, pire encore, si quelqu'un prenant ces pilules ne parvient pas à reconstituer ses besoins en liquide, il peut effectivement souffrir de déshydratation, et cela a déjà, auparavant, conduit au coma et la mort.

Mythe n° 2 : réduire fortement l'apport en calorie

Comme nous en avons déjà discuté dans ce livre (mais c'est si important que cela mérite d'y revenir) essayer de perdre du poids en réduisant spectaculairement les calories *ne marche pas*, c'est même malsain.

Il faut savoir que la capacité du corps à perdre du poids n'est pas contrôlée par les calories. Le véritable mécanisme de contrôle tient dans le fameux concept avec lequel vous êtes devenu familier : le *métabolisme*.

Les calories sont qu'une unité de mesure de l'énergie. C'est la façon dont votre corps *gère* cette énergie qui détermine si vous prendrez ou perdrez du poids.

Ceci étant dit, réduire votre apport calorique à, disons, 1000 calories par jour ne va pas nécessairement vous aider à perdre du poids.

Car cela ne modifie pas obligatoirement votre métabolisme.

En effet, comme vous le savez, si vous réduisez votre apport calorique, votre organisme - qui cherche toujours à vous aider de la meilleure façon possible - *va ralentir son métabolisme*.

C'est normal en soi : l'organisme se dit que quelque chose ne va pas, il reçoit seulement 1000 calories au lieu des 2000 nécessaires. Le corps ne connaît pas la *raison* à cela, il ne sait pas que vous voulez perdre du poids.
Il a juste l'impression que quelque chose ne va pas, que peut-être vous êtes piégé dans une grotte ou autre. Alors l'organisme tente de vous aider et ralentit son métabolisme. Il fera de son mieux pour ralentir le taux de conversion pour que vous ayez juste l'énergie nécessaire.

Maintenant, si votre corps pouvait lire ce livre, vous pourriez lui dire : regarde, fait juste comme d'habitude mais avec seulement 1000 calories de moins par jour pendant quelques temps, on devrait ainsi arriver à quelque chose.

Mais le corps ne fonctionne pas ainsi. Il ne vous aidera pas à perdre du poids si vous réduisez énormément vos calories.

Cela ralentira votre métabolisme, et (voici le pire), si et quand vous retournerez à votre consommation habituelle en calories, votre corps devra faire avec, via un métabolisme plus lent. Et, en cas d'extras (lors de vacances ou autres) vous pourriez finalement *prendre du poids*.

Mythe n°3 : Les exercices de faible Intensité

Il est juste de dire que peu d'exercice vaut mieux que *pas* d'exercice. Alors si vous avez un style de vie sédentaire, faire le tour du quartier pendant 10 minutes par jour sera positif pour votre organisme et votre métabolisme.

C'est vrai, la différence sera peut-être imperceptible à l'œil nu, mais au final il est bon de faire de l'exercice.

Pourtant, ceci étant dit, certaines personnes croient qu'elles devraient faire des exercices de faible intensité même quand elles ont la possibilité de pratiquer des exercices plus intenses.

C'est-à-dire qu'au lieu de faire du jogging pendant 20 minutes avec leur pulsation cardiaque dans le haut de leur zone aérobie, ils choisissent un jogging peu intense où ils transpirent à peine.

Les exercices à faible intensité ne rendent simplement pas votre métabolisme plus rapide. Ils ne le peuvent pas. Vous vous rappelez, le métabolisme est un ***processus.***

Et ce processus est soit : prendre de l'énergie et créer des cellules (***anabolisme***), ou détruire des cellules pour produire de l'énergie (***catabolisme***).

Si vous ne pratiquez pas d'activités intenses, votre organisme ne lancera pas le catabolisme, il n'en aura pas besoin. Et la seule raison qui poussera votre corps à détruire des cellules existantes c'est de le pousser à en avoir la *nécessité*.

Donc, gardez cela à l'esprit quand vous faites de l'exercice à la maison ou en salle. Des entraînements de faible intensité sont mieux que *rien du tout*, et ils sont nécessaires si vous vous remettez de blessures, ou commencez.

Mais une fois que vous atteignez un niveau de forme de base, seules des séances de forte intensité feront la différence en termes de métabolisme. Des séances d'entraînement intenses forcent votre organisme à trouver l'énergie pour vous permettre de faire l'exercice, et cela est fait via le catabolisme.

Mythe n° 4 : trop se focaliser

Stimuler votre métabolisme et réaliser vos objectifs de perte de poids demande un certain degré de concentration, après tout, il y a beaucoup de choses qui entrent en concurrence et réclament votre attention (y compris la tarte aux noix de pécan spéciale du chef !). Et vous devez certainement rester concentré sur votre objectif, afin de réussir votre régime.

Pourtant être trop focalisé peut être mauvais, et certaines personnes au régime comprennent bien cela.

N'oubliez pas : Renforcer votre métabolisme est un processus complet qui comprend exercices, changement de mode de vie et de diététique.

Se concentrer sur un seul au détriment des autres (un ou deux) peut être préjudiciable. En fait, dans certains cas, cela peut s'avérer contre- productif.

Ainsi, vous ne **devriez pas** vous concentrez sur la façon de devenir un fou de sport, puis passer ensuite au mode de vie, et ensuite à l'alimentation.

Vous devez intégrer ces *3 aspects de votre vie en même temps*. Certes, en fonction de votre situation, vous aurez probablement à mettre l'accent sur l'un plus que sur les autres. C'est totalement normal. Mais c'est un mythe - et une erreur - d'ignorer l'un de ces 3 éléments.

Il faut la conjugaison des trois pour accélérer votre métabolisme et vous permettre d'atteindre vos objectifs de perte de poids à long terme.

Chère lectrice, Cher lecteur,

Merci de m'avoir fait confiance et d'avoir acheté ce livre.

(Si vous avez d'éventuelles réclamations, avant de mettre votre avis sur Amazon, envoyez-moi un mail ici : autoedition7@gmail.com, je vous répondrai avec plaisir.)

Réviser et publier ce livre a été une aventure intense, remplie de doutes, de nuits blanches et d'émotions. Mais le voir entre vos mains est une immense récompense. Vos retours sur Amazon sont essentiels pour faire découvrir mon travail à d'autres lecteurs et pour m'encourager à poursuivre cette aventure. Sachez que je prends le temps de lire chaque commentaire avec soin et reconnaissance. Alors, si vous avez apprécié votre lecture, prenez un moment pour partager vos impressions. Cliquez simplement maintenant sur ce lien

https://www.amazon.fr/review/create-review?&asin=B0BSJC389G

OU scannez ce QR Code

Cela compte énormément pour moi. Merci infiniment pour votre soutien !